ÜBER DIE ANWENDUNG

DES

DRUCKVERBANDES BEI NETZHAUTABLÖSUNG

INAUGURAL-DISSERTATION

ZUR

ERLANGUNG DER MEDICINISCHEN DOCTORWÜRDE

AN DER

MEDICINISCHEN FACULTÄT ZU STRASSBURG

VORGELEGT VON

JOH. PISTORIUS.

STRASSBURG.
KARL J. TRÜBNER.
1877.

Gedruckt mit Genehmigung der medicinischen Fakultät zu Strassburg.

Strassburg i. Els., den 9. März 1877.

Referent: Prof. Dr. Laqueur.

Von der Therapie der Netzhautablösung handeln folgende Arbeiten:

v. Gräfe: Klinischer Vortrag. In Zehenders klinischer Monatsschrift, 1863 pag. 49. (Nach Eröffnung eines Abscesses findet völlige Wiederanlegung statt.)

Berlin: «Netzhautablösung durch Orbitalabscess.» Klinische Monatsschrift 1866, pag. 77. (Spontane Heilung.)

Hirschberg: «Casuistische Mittheilungen über Geschwülste der Orbita und des Bulbus.» Klinische Monatsblätter 1868, pag. 152.

v. Gräfe: «Beiläufige Bemerkungen.» Archiv für Ophthalmologie II. pag. 222. (Günstiger Verlauf nach Morbus Brightii, durch Puerperium veranlasst.)

Nagel: Jahresbericht der Ophtalmologie III., pag 354 (1 Fall von Brecht, bei welchem doppelseitige Netzhautablösung nach Puerperium zurückging.)

Steffan: «Bemerkenswerther Verlauf einer Netzhautablösung.» Klinische Monatsschrift 1866, pag. 75. (Therapie-Heurteloup.)

Liebreich: «Netzhautablösungen.» Archiv f. Ophthalmologie V., pag. 251. (Heurteloup.)

Landsberg: «Beitrag zur Therapie der Netzhautablösung.» (Heurteloup.)

Sämisch: «Traumatische Ruptur der Retina und Choroidea.» Klinische Monatsschr. 1867, pag. 31. (Therapie-Heurteloup.)

Dohmen: «Traumatisches Iriscolobom und Ruptur der Retina.» Klin. Monatsschr. 1867, pag 160. (Heurteloup.)

Annales d'Oculistiques 1876. November-Heft. (Therapie-Heurteloup.)

Wells: Maladies des yeux.

Stellwag: Augenheilkunde pag. 225.

Stellwag: Ophthalmologie pag. 100.

Schweigger: Augenheilkunde, pag. 452.

Von der Operation handeln:

Hirschmann: «Ueber die Punction der abgelösten Netzhaut.» Klinische Monatsschrift 1866, pag. 229.

v. Gräfe: «Perforation von abgelösten Netzhäuten und Glaskörpermembranen.» Archiv für Ophthalm. IX., 2. pag. 85.

Wecker: Traitement chirurgicale des décollements de la Rétine par le docteur L. Wecker. Union médicale N° 135 pag. 327, an 1864.

Sichel: Punction. Clinique européenne N° 9, 1859.

Kittel: Punction der Netzhaut. Wiener allgemeine medicinische Zeitschrift 1860, Nr. 22 und 23.

Bowman: Ophthalm. hosp. Report. Nr. 19, pag. 133 1864.

L. Wecker: Traité des maladies des yeux. 2. pag. 364, Paris 1866.

Walton Hagnes: «Ablösung der Retina, ihre Ursache und Behandlung.» Med. Times and Gaz. Nr. 847.

Pagenstecher: «Operationen.» Klin. Beobachter. Wiesbaden 1861. I. pag. 50, II. pag. 53, III. pag. 49.

P. Grizou: «Du drainage de l'œil.» Paris 1877.

Von einer besondern Art der Heilung:

Classen: «Ueber Metamorphopsie.» (Quecksilber bei Syphilis.)

Samelsohn: «Ueber mechanische Behandlung der Netzhautablösung.» Centralblatt der med. Wissenschaften. 1875 Nr. 49.

Unter den Erkrankungen des Auges ist die Netzhautablösung eine keineswegs selten vorkommende Erscheinung. Nach v. Gräfe kommen auf 1000 Amblyopen ungefähr 60 mit Netzhautablösung, unter denen etwa 7 mit doppelseitiger Ablösung sich befinden. Wenngleich die Affection vorzugsweise bei bejahrteren Individuen auftritt, so ist doch das jugendlichere Alter nicht vollständig ausgeschlossen. Kein Stand bleibt von dem Leiden verschont, keine Lebensweise bietet Immunität gegen das verderbliche Uebel.

Trotz alledem ist die Aetiologie dieser gefährlichen Plage noch zum grossen Theile in ein tiefes Dunkel gehüllt. Die vielfachen Versuche, welche von den verschiedenen Autoren gemacht wurden, um Licht in die herrschende Finsterniss zu bringen, um das häufige Vorkommen der Krankheit bei hochgradig myopischen Augen zu erklären, haben zu keinem befriedigenden Resultate geführt. Eine Art der Entstehung des Uebels wird durch die von E. Rählmann aufgestellte neue Theorie, von der weiter unten ausführlicher die Rede ist, für manche Fälle verständlich, bei welchen wir uns nach den bisherigen Anschauungen keine ätiologische Vorstellung bilden konnten. Für viele andere Fälle jedoch, in welchen ein primäres Glaskörperleiden nicht angenommen werden kann, ist die Bildung eines subretinalen Transsudates nach wie vor schwer begreiflich.

Wie der bisherige Stand der ätiologischen Kenntnisse uns nur wenig befriedigen kann, so haben auch die Ergebnisse der angewandten Therapie bislang uns durchaus unzureichende Resultate geliefert. Doch wir wollen nicht vorgreifen.

Die Prognose der Netzhautablösung galt von der Zeit, wo man vermittelst der ophthalmologischen Untersuchung zuerst zur Aufstellung einer sichern Diagnose der Krankheit gelangte, für eine höchst ungünstige, und haben alle Autoren nach dem Beispiele von v. Gräfe den Process als einen höchst deletären bezeichnet, der trotz aller erprobten Heilmittel in der überaus grossen Mehrzahl der Erkrankungen in nicht allzu langer Zeit, höchstens im Verlaufe weniger Jahre, mit einem totalen Verluste des ergriffenen Auges endigte. Von dieser allgemeinen Regel giebt es nicht viele Ausnahmen, es gelang höchstens den Verlauf des Processes einige Zeit stationär zu erhalten und nur in einzelnen bekannt gewordenen Beobachtungen liess sich eine spontane Heilung mit Sicherheit konstatiren. Dies gilt namentlich von einigen wenigen Mittheilungen, dass nach einer spontanen Berstung der losgetrennten Netzhautpartie ein verhältnissmässg günstiges Resultat erzielt wurde, worauf wir bei der Therapie der Netzhautablösung nochmals zurückkommen müssen. Der glänzende Erfolg kann jedoch nur bei frischen, noch nicht veralteten Fällen sich einstellen, in welchen auch ohne Berstung der Retina bei einem geringen Umfange der Abhebung eine Resorption des Exsudates und eine Wiederanlegung der getrennten Theile mit Wiederaufnahme der normalen Function denkbar ist. Hat dagegen nach längerem Bestande der Affection das Gewebe der Netzhaut starke Veränderungen erlitten, sind bedeutende Trübungen des Glaskörpers, die sich meist im Verlaufe der Krankheit einfinden, wenn sie nicht von Anfang an beobachtet werden, erst eingetreten, so ist die Prognosis pessima, denn wofern auch jetzt die Ablösung wieder rückgängig werden und ihre frühere Lage einnehmen sollte, so ist doch keine erhebliche Besserung der Sehschärfe zu hoffen, abgesehen sogar, von einer wieder erfolgenden Klärung der Glaskörperopacitäten. Um uns jedoch nicht dem Vorwurfe eines allzustarken Pessimismus auszusetzen, wollen wir Folgendes bemerken:

1) Eine frische nicht allzu stark ausgedehnte Netzhautablösung kann spontan vollständig heilen. Derartige Fälle sind von v. Gräfe, Berlin und Brecht l. c. beschrieben worden.

2) Viele Fälle von Netzhautablösung zeigen innerhalb der ersten Wochen eine spontane Besserung, welche aber nicht anzuhalten pflegt.

3) Obwohl die Netzhautablösung im Allgemeinen die Tendenz hat, sich auszubreiten und immer neue Gebiete zu ergreifen, so kann eine hochgradige Netzhautablösung dennoch viele Jahre hindurch ausnahmsweise stationär bleiben, selbst in Augen mit starker Myopie. Herr Prof. Laqueur hat eine Ablösung 4 Jahre hindurch bei einem 21jährigen Mädchen beobachtet, welches bei einer hochgradigen Myopie das rechte Auge in der Kindheit durch totale Netzhautablösung verloren hatte und auf dem linken Auge eine Ablösung der untern Hälfte der Netzhaut zeigte, die nahe bis an die macula lutea heranging. Vier Jahre hindurch war bei diesem bedrohlichen Grade der Netzhautablösung keine Zunahme der Affection zu bemerken, auch hatte sich das Sehvermögen innerhalb dieser Jahre nur wenig vermindert in Folge einer langsamen Zunahme einer hintern Corticaltrübung, nicht der Netzhautablösung. Diese einigermassen tröstlichen Momente können jedoch, da sie nur in den seltensten Fällen zur Geltung gelangen, gegenüber den häufigen Erfahrungen des unaufhaltsamen Fortschreitens der Ablösung die Prognose nicht wesentlich modificiren, und bleibt es leider unbestreitbare Thatsache, dass die Ablösung der Retina mit zu den perniciösesten Augenleiden zu rechnen ist. Auch der Umstand, dass ausnahmsweise durch die Eröffnung eines Orbitalabscesses ein Zurückgehen der Ablösung beobachtet wurde, kann die Richtigkeit des Satzes nicht in Frage stellen. Die an und für sich so schlimme Prognose wird noch verschlechtert, wenn die indolenten Patienten, weil die Krankheit nicht immer plötzlich auftritt, weil sie nicht immer eine hochgradige Sehstörung hervorruft, weil sie ferner ohne Schmerzempfindung beginnt, desshalb oft erst nach Wochen, nachdem das Leiden schon vollständig ausgeprägt erscheint, Hülfe und Heilung aufzusuchen sich entschliessen.

Unter diesen Umständen ist es nicht zu verwundern, dass die verschiedenartigsten Heilmethoden versucht worden sind, indem jede nach kurzer Zeit sich als ungenügend zum Erfolge erwies, und man den Versuch jeden Verfahrens für indicirt hielt. Zunächst erkannte man an, dass das Auge vor jeder Schädlichkeit geschützt werden müsse, dass alle Reizungen, welche den Process steigern oder im Verlaufe beschleunigen können, unbedingt zu meiden seien, so hauptsächlich die excursiven Augenbewegungen, die schon mechanisch das Fortschreiten der Ablösung begünstigen müssen, unterbleiben sollen, die Einwirkung eines intensiven Lichtes, sowie starke Accomodationsanstrengungen und alle andauernden Beschäftigungen und Arbeiten, welche den Blutandrang nach dem Kopfe befördern, nicht statthaben dürfen. Dann versuchte man durch ableitende Mittel, durch Calomel, Drastica, Diuretica, Stirnsalben eine Besserung zu erzielen, doch sind die Erfolge dieses Verfahrens sehr spärlich gewesen, und konnte man solche kaum auf Rechnung der Therapie setzen. Wells hat von dieser Medication niemals eine dauernde Heilung gesehen. Ed. Dürr will durch Anwendung von Kälte in zwei Fällen geringeren Grades Heilung erzielt haben, aber abgesehen davon, dass durch Kaltwasserkuren alle möglichen Patienten wieder hergestellt worden sein sollten, lässt sich gar nicht einsehen, wie viel oder wie wenig Einfluss diese Methode auf den Verlauf einer gar nicht entzündlichen Affection gehabt haben soll; die Herstellung der Sehschärfe lässt sich vielmehr als eine spontane Rückbildung auffassen, wie sie öfter ohne nachweisbare Ursache vorgekommen ist, denn als eine indirekte Wirkung des kalten Wassers erklären.

Von Sichel wurde die Punction der subretinalen Flüssigkeit eingeführt, indem er vermittelst eines Einstichs in die Sclerotica das angesammelte Fluidum entleerte. Er that dies, um die Beschwerden der Entzündungen und Ciliarneurosen zu verringern, nicht um das Sehvermögen zu erhalten. Als in Folge einer solchen Operation das Stationärbleiben einer Netzhautablösung vier Monate hindurch beobachtet wurde, ermunterte Kittel zu neuen Versuchen in dieser Richtung in der Absicht, hierdurch vielleicht eine vollständige Heilung des Uebels erreichen zu können. Es wurden auch bei manchen Versuchen eclatante Resultate erzielt, indem man nach frisch entstandenen Abhebungen den getrennten Abschnitt der Retina sich wieder anlegen sah, wobei er auch seine annähernd vollkommene Leistungsfähigkeit wieder erhielt. Erforderlich ist dazu als conditio sine qua non eine fast normale Integrität und Transparenz des gelockerten Gewebes, die bei älteren Abhebungen unmöglich zu erwarten steht. Auch trat der günstige Erfolg nicht immer ein. Die Punktion wurde im Laufe eines Jahres 11 mal an 7 Augen von Pagenstecher ausgeführt und nur an einem dieser 7 Augen war der Ausgang ein vortrefflicher und 14 Monate anhaltender, obgleich keine vollständige Wiederanlegung der abgelösten Theile eingetreten ist. Auch nach andern Angaben waren die Erfolge nur minimal, und gaben sich die Operateure überhaupt zufrieden, wenn der progressive Krankheitsprozess nur zum Stillstande kam, und der nicht ganz ungefährliche Eingriff ohne schädliche Folgen blieb.

Ausgehend von der Beobachtung, dass nach spontaner Berstung der Retina manchmal ein günstiger Verlauf der Krankheit eintrat, hat v. Gräfe die Discission der Netzhaut in die Praxis einzuführen versucht. Er selbst hat bei 50 Operationen dieser Art nur in einem einzigen Falle schädliche Folgen beobachtet, dagegen in 4 Fällen eine exquisite Besserung erreicht. Doch haben sich die Hoffnungen, die man auf die Spaltung der Netzhaut setzte, keineswegs realisirt, denn auch die verhältnissmässig wenigen Fälle von Besserung waren meist nur von vorübergehender Dauer, so dass man sich genöthigt sah, die Operation mehrmals zu wiederholen. Aber gerade diese Wiederholung des Eingriffes erwies sich als höchst verderblich, indem dadurch der progressive Degenerationsprocess nur beschleunigt und nicht selten in Folge einer Iridochoroiditis der totale Schwund des Auges herbeigeführt wurde. Bei andern Beispielen war vor der Operation die Sehschärfe gleich $^1/_7$ und konnte unmittelbar darauf kaum wahrgenommen werden. Ein häufiger derartiger

Ausgang des Heilverfahrens musste die Methode sehr in Misscredit bringen, man nahm zu unschädlicheren Mitteln seine Zuflucht, da auch die Discission sich gegen die subjectiven Beschwerden ohnmächtig erweist. Hansen hat die Operation in mehr als 20 Fällen ohne irgend welchen Erfolg ausgeführt. Dreimal sah er einige Tage nachher die Ablösung völlig verschwinden, um bald wieder Rückfälle erfolgen zu sehen. Einmal trat die Wiederanlegung auf unter den Erscheinungen einer glaucomatösen Entzündung mit Steigerung der Bulbusspannung. Man mag auf den ungünstigen Ausgang aufmerksam machen, der Patient kann sich noch so gefasst der Operation unterziehen, immer wird die Schuld des Misserfolges der Perforation als solcher zugeschrieben werden müssen.

Auch die von Wecker eingeführte Modification der Operation — er vereinigte die Intention von Sichel und v. Gräfe, indem er nach der Punction die Discission vom hintern Rande der Netzhaut ausführte, während v. Gräfe, um eine mechanische weitere Ablösung zu vermeiden, von der vordern Seite der Retina die Operation ausführte, — hat die nämlichen Erfolge und Misserfolge aufzuweisen, wie die beiden vorhergehenden Verfahren. Abgesehen von einigen Fällen wirklicher Heilung trat bisweilen ein längeres Stationärbleiben, eine temporäre Besserung ein, die grösste Quote der behandelten Augen ist jedoch in nicht allzu langer Frist dem völligen Ruine verfallen. Auch ist die Methode, wie Wecker selbst l. c. angiebt, durchaus nicht gefahrlos, da er unter 12 Fällen einmal eine eitrige Iridochoroiditis darnach entstehen sah. Niemals, sagt er, würde er sich dazu entschliessen können, die Methode der Punction bei einem Kranken anzuwenden, der nur noch ein Auge hätte.

Bowmann hat die Methode noch weiter dahin modificirt, dass er die Netzhaut mit 2 Nadeln dilacerirte in ähnlicher Weise, wie er dies für die Zerreissung von Nachstaarmembranen (two needles operation) früher angegeben hat. Allein das Facit seiner Erfahrungen unterscheidet sich nicht wesentlich von den von v. Gräfe und Wecker gewonnenen.

In Folge der Mittheilungen von Hansen und seiner Kritik der Operation wurden nun diese Eingriffe allgemein verlassen, da er darauf hinwies, dass keineswegs in allen Fällen von spontaner Ruptur der Retina eine Heilung eintrete, dass auch ohne vorhergehende Perforation eine Reihe spontaner Heilungen beobachtet worden sei, und namentlich dass, da für gewöhnlich die abgelöste Netzhautpartie flottire, also der Druck auf die äussere und innere Fläche derselben keine erhebliche Differenzen zeigen könne, auch die Herstellung eines Communicationsweges zwischen den Räumen vor und hinter der Retina keinen besonderen Einfluss auf die Lage derselben ausüben dürfte. Es könne ferner auch nicht behauptet werden, dass der krankhafte Zustand der Membranen durch eine vorgenommene Perforation wesentlich im günstigen Sinne beeinflusst werde. Er machte schliesslich noch darauf aufmerksam, dass die Sehschärfe nach den verschiedenen Tageszeiten bedeutend variire, indem nämlich des Morgens in der Regel am schärfsten gesehen werde, so dass aus diesem Grunde wohl manchmal ein günstiges Prüfungsresultat der Sehschärfe, ein angeblicher Erfolg auf blosser Täuschung beruhe.

Nachdem man hierauf die eben besprochenen operativen Eingriffe allgemein aufgegeben hatte, kehrte man zu den schon früher häufiger angewandten stärkeren Blutentziehungen hauptsächlich mit künstlichen Blutegeln zurück. Und wie schon früher von v. Gräfe und Landsberg günstige Resultate erzielt wurden, so werden auch von andern Autoren ähnliche Fälle berichtet, so neuerdings noch in den Annales d'Oculistique l. c. Nach der Methode von Heurteloup werden in Zwischenräumen von 5 Tagen je ein Cylinder, wenn nöthig beiderseits in der Schläfengegend applicirt, und die Kranken darauf mehrere Thge in einem dunkeln Zimmer gehalten. Dieses Verfahren muss insofern als rationell gelten, als durch eine rasche Blutentziehung in der Schläfengegend der Seitendruck in den Gefässen des Auges bedeutend herabgesetzt wird, und dadurch eine Resorption des Fluidums zu erwarten steht, doch tritt freilich auch hier oft genug bald nachher als Reactionserscheinung eine Hyperaemie derselben Gefässe ein und in Folge dessen ein erneuter Erguss unter die Retina mit Vergrösserung der ursprünglichen Abhebung, so dass die anfängliche Besserung nur temporärer Natur ist. Von dem Ergebniss dieser Art der Behandlung kann man demnach auch nicht vollständig befriedigt werden.

Ganz in der neuesten Zeit ist, wie in einer eben erschienenen Abhandlung von P. Grizou berichtet wird, eine neue Methode der Therapie bei Netzhautablösung eingeführt worden. Es wurden nämlich in der Klinik von L. Wecker in Paris 4 derartige Fälle durch Drainage mit einem Goldfaden behandelt. Der doppelt genommene Faden wurde vermittelst einer stark gekrümmten Hohlnadel möglichst nahe am Aequator des Bulbus (zwischen R. ext. und R. inf.) ein- und ausgeführt, wobei eine Seleralbrücke von etwa 1 Ctm. Länge zwischen der Punctions- und Contrapunctionsstelle gefasst wurde. Von 4 Fällen verliefen 3 mit günstigem Erfolge; während der erste Patient vor der Operation nur Finger auf 40 Ctm. mühsam zählen konnte, erreichte er später eine Sehschärfe von $^1/_{10}$, welches Resultat noch 4 Monate lang beobachtet wurde. Im 2. Falle stieg die Sehschärfe von $^1/_{20}$ vor der Operation auf $^1/_5$, und wurde seither keine Verschlimmerung konstatirt. Auch beim 3. Patienten, bei welchem schon verschiedene Heilverfahren ohne Erfolg versucht worden waren, konnten nach der Operation Finger auf 2 Meter erkannt werden, während vorher nur mühsam Finger auf 40 Ctm. gezählt wurden. Ausserdem ist sein Gesichtsfeld, welches früher so stark beschränkt war, dass Patient nicht allein zu gehen im Stande war, fast vollständig wieder hergestellt und erlaubt dem Kranken allein spazieren zu gehen. Beim 4. Patienten endlich sank die Sehschärfe von $^1/_5$ auf $^1/_{10}$. Ein letzter in der Klinik von Abadie operirter Fall, wobei nur ein einfacher Faden angewandt wurde, ergab zwar zunächst ein befriedigendes Resultat, indem die Ablösung der Netzhaut wieder zurückging, jedoch erfolgte bald nachher ein Recidiv. Die Methode ist noch zu neu und zu wenig erprobt, um schon jetzt ein abschliessendes

Urtheil über ihren Werth zu erlauben, und genügt es uns an dieser Stelle darauf hingewiesen zu haben.

Angeregt durch die Mittheilung von Samelsohn, welcher 12 Patienten durch methodische Anwendung des Druckverbandes, combinirt mit ruhiger Rückenlage längere Zeit selbst 3—4 Wochen behandelte und in allen Fällen von frischer Netzhautablösung eine wohlthätige Wirkung sowohl auf die Anlegung der Retina, wie auch auf die Ausgleichung des gestörten Gleichgewichts der äussern und innern Druckverhältnisse konstatiren konnte, entschloss sich Herr Prof. Laqueur, diese Methode in der hiesigen Augenklinik zur Anwendung zu bringen und es wurden seit Ende September 1875 sämmtliche zur Beobachtung kommende Fälle von Netzhautablösung mit permamentem Druckverbande behandelt. Herr Prof. Laqueur hatte die Freundlichkeit mir das folgende Material bereitwilligst zur Verfügung zu stellen. Welche Erfolge durch diese Behandlung erzielt wurden, wird die Uebersicht der einzelnen Fälle ergeben.

1) Schilder Simon, 73 Jahre alt, aus Strassburg. Der Patient kam am 8. September 1875 zur Beobachtung. Er litt auf dem rechten Auge an Phthisis Bulbi mit absoluter Amaurose in Folge einer vor 10 Jahren stattgefundenen Verletzung. Auf dem linken Auge wurde eine Linsentrübung, Glaskörpertrübung und Netzhautablösung gefunden. Das Gesichtsfeld war stark beschränkt, das Auge zeigte eine Myopie von $^1/_5$.

L. S. = Finger werden nur auf 1′ Entfernung sicher gezählt.

Am 19. September war der Befund derselbe. Es wurde ein Druckverband 10 Tage lang angelegt und gut ertragen. Patient brachte, wie auch die folgenden, dabei die Zeit im Bette in der Rückenlage zu. Nach der Abnahme des Verbandes zählte der Patient am 29. September

L. S. = Finger auf 4′ und

Handbewegungen wurden im ganzen Gesichtsfelde wahrgenommen.

Am 9. October zeigte sich der Patient wieder, da eine

bedeutende Verschlimmerung seines Zustandes eingetreten war. Er zählte L Finger unsicher auf 1', las Jaeger Nr. 3 mit Correction seiner Myopie in 4".

Von einer speciellen Behandlung seiner Augeñaffection musste des schlechten Allgemeinzustandes wegen Abstand genommen werden. Patent starb bald darauf.

2) Eylinger Eugen, 15 Jahre alt, aus Mitsach im Ober-Elsass, kam am 27. April 1876 zur Klinik. Er hatte auf dem linken Auge eine totale Netzhautablösung, die Pupille war nicht sichtbar wegen der vorliegenden Netzhautfalten. Die Spannung des Auges war hochgradig vermindert. T = —3. (Unter T = —1 verstehen wir nach dem Vorgange von Bowman eine eben bemerkbare Spannungsverminderung des Bulbus. T = —2 ist eine erheblich stärkere Verminderung der Spannung, T = —3 der höchste Grad der Weichheit.)

Am 2. Mai war die Ablösung in Folge des Druckverbandes geringer geworden. Innen oben war ein rother Augenhintergrund bemerkbar. In der Cornea fanden sich leichte strichförmige Trübungen. Am 3. Mai sieht Patient

Finger auf 2' und am 14.

" " 1 1/2'.

Er wird am 15. entlassen und sieht am 8. Juni nur noch Handbewegungen.

Am rechten Auge bestand Myopie 1/4 1/2 und las Patient Buchstaben L. auf 20' S. = 2/5.

3) Keller Christian, 42 Jahre alt, aus Ingweiler bei Finstingen, stellt sich am 24. Mai 1876 zur Untersuchung vor. Er leidet auf dem rechten Auge an Myopie 1/6, Staphyloma post., Glaskörpertrübungen und Netzhautablösung nach unten, die seit einem Jahre besteht. T = —1.

Finger sieht er auf 8—9' und buchstabirt J. Nr. 11.

Das Gesichtsfeld ist nach links beschränkt. Nach achttägigem Druckverband zählt er

Finger auf 10—12' und buchstabirt J. Nr. 8.

Auf dem linken Auge besteht seit 8 Jahren Iridochoroiditis, Patient erkennt blos Handbewegungen. Seit seiner Entlassung hat man nichts mehr von ihm gehört.

4) Mink Leonhard, 58 Jahre alt, aus Wilsburg bei Pfalzburg, wird am 20. Juni 1876 in die Klinik aufgenommen. Auf dem linken Auge besteht eine Netzhautablösung, die vor 10 Jahren plötzlich entstanden ist, nachdem Patient etwa 10—12 Tage früher eine Contusion am betreffenden Auge durch ein Holzstück erlitten hatte.

Finger werden auf $\frac{1}{2}'$ unsicher gezählt.

Der Druckverband wird gut ertragen und am 23. Juni werden

Finger auf $1\frac{1}{2}'$ bei Licht gezählt.

Am 28. wird der Verband ausgesetzt.

S = Finger auf 4'.

Ebenso am 4. Juli, wo Handbewegungen im ganzen Gesichtsfelde gesehen werden. Die Pupille ist noch weit und die Spannung nur wenig verändert. An diesem Tage wird ein neuer Druckverband angelegt, und am 12. sieht Patient

Finger auf 7' sicher.

Von J. N. 14—16 werden Worte gelesen. Die Pupille ist immer noch sehr weit und reagirt wenig. Die Spannung ist ein klein wenig herabgesetzt, es finden sich membranöse Glaskörpertrübungen vor. In der unteren Hälfte ist die Netzhautablösung deutlich zurückgegangen, sie beginnt nach oben circa einen Papillendurchmesser vom Rande des Sehnerven, nach aussen beginnt sie circa $1\frac{1}{2}$—2 Papillendurchmesser davon entfernt. Es ist jetzt ein deutliches Staphyl. post. zu sehen, welches früher durch die vorgewölbte Netzhautablösung vollkommen verhüllt war. Patient wurde am 12. Juli entlassen, und hat sich seither nicht wieder gezeigt.

Rechts bestand eine complicirte Cataract mit absoluter Amaurose.

5) Humbert, Friedrich, aus Hatten bei Weissenburg, 52 Jahre alt. Er erschien am 18. Januar 1876 zum ersten Mal in der Klinik. Bei der Untersuchung fand man am linken Auge eine complicirte Cataract, Iridodonesis und Schiefstellung der Linse, Myopie $\frac{1}{12}$.

Bewegungen der Hand werden in 1' Entfernung nicht sicher gesehen, in der Peripherie gar nicht.

Rechts ist Myopie $^1/_{10}$ mit Corticaltrübungen der Linse. Finger werden auf Stubenlänge gesehen, J. Nr. 1 in 6″ mühsam gelesen.

Am 23. Mai kam Patient wieder zur Klinik, und fand sich links eine ausgedehnte Netzhautablösung, die seit zwei Monaten bestand.

Handbewegungen wurden nur in unmittelbarer Nähe gesehen.

Rechts: Finger auf Stubenlänge J. Nr. 1. wird in $3^1/_2$″ gelesen.

Am 26. wird Patient aufgenommen und der Druckverbandbehandlung unterworfen.

Links: Nur etwas Lichtschein.

Rechts: Finger auf 2′ erkannt.

Am 3. Juni muss der Druckverband ausgesetzt werden, weil ihn Patient schlecht erträgt. Es finden sich streifige Trübungen auf der Cornea. Das Allgemeinbefinden ist schlecht. Am 4. wird er entlassen, erscheint am 27. wieder, hat

Links: Nur etwas Lichtschein

Rechts: Finger auf 2′ gezählt.

Seither wurde er nicht wieder gesehen.

6) Kiehl August, 32 Jahre alt, aus Strassburg, kam am 1. September 1876 zur Klinik. Er leidet auf dem linken Auge an Netzhautablösung nach innen oben und unten mit Glaskörpertrübungen. Die Ursache und Dauer ist nicht bekannt.

Finger werden auf 3′ gezählt.

Auf dem rechten Auge ist früher eine Cataractoperation vorgenommen worden, bei welcher Linsenreste im Auge zurückgeblieben sind. Mit einer Convexlinse 4

sieht er Finger auf 3′.

Am 11. September wurde ein Druckverband angelegt, und am 18. zählt Patient

Finger auf 5′ bei Kerzenlicht.

Nach weiterm 14tägigem Druckverband ist die Ablösung etwas zurückgegangen, jedoch ohne das Sehvermögen noch mehr zu bessern. Am 24. November ist der Befund derselbe.

7) Gall Bernhard, 19 Jahre alt, aus Garburg bei Saarburg. Am rechten Auge ist das Gesichtsfeld hochgradig beschränkt. Nach oben und innen findet sich eine Netzhautablösung, die vor 5 Wochen entstanden ist. Auf beiden Augen Iridodonesis. Patient ist immer myopisch gewesen. Die Netzhautablösung reicht nach innen und unten bis an die Pupille. T = — 1.

Links besteht eine absolute Amaurose. Die Pupille ist selbstständig ohne Reaction, reagirt jedoch mit der Pupille des andern Auges. Man findet eine gelblich verfärbte und geschrumpfte Cataract.

Der Patient kam am 26. September 1876 zur Beobachtung, und am 27. wurde ein Druckverband angelegt. Nach 8tägigem Verbande sah er

Finger auf 8—9', las mit Concav 6 Buchstaben CC., während er früher Finger nur auf 3—4' sehen konnte, mit Brille auf 8'.

Links Sehschärfe gleich 0.

Die Spannung des Auges ist leicht vermindert. Nach weiterem 8tägigem Druckverbande sieht er am 13. Oktober, einem trüben Tage,

Finger auf 8—9', mit Brille auf 12', von Buchstaben CC. dagegen nichts.

Es finden sich Glaskörpertrübungen vor, und die Hornhaut ist mit einigen verticalen Streifen durchsetzt. Der ophthalmoskopische Befund ist unverändert. T = — 1. Der Druckverband wurde jetzt ausgesetzt und Patient sah am 16. wieder

Buchstaben CC, las J. Nr. 7 in 6." T = nicht ganz — 1.

Der Kranke wurde darauf entlassen und hat sich nicht wieder vorgestellt.

8) Luthy August, 32 Jahre alt, aus Strassburg, erschien am 28. Mai 1876 zum ersten Male in der Augenklinik mit einer Netzhautablösung am rechten Auge und heftiger Injection (Iritis) desselben. Daneben bestand eine dicke Glas-

körpertrübung, die in Folge eines Trauma entstanden war. Beim Arbeiten mit dem Meissel war ihm ein Stück Eisen gegen den äussern Theil der Sclera geflogen. Aeusserlich ist keine Narbe zu finden. Der Augenhintergrund ist unsichtbar.

Links findet sich eine Phthisis Bulbi vor mit Verkalkung und Luxation der Linse. Es ist dies die Folge einer vor 6 Jahren stattgefundenen Verletzung. Dieses Auge kann für unsern Zweck gänzlich ausser Acht gelassen werden.

Am 4. Juli rechts Buchstahen CC.

Am 25. findet man daselbst eine Myopie $^1/_{24}$. Patient las auf 20′

Buchstaben CC., einen von C.

Die Iris zeigt neben sonstiger Verfärbung einen Stich ins Gelbe, der Glaskörper ist bedeutend aufgehellt.

Am 8. August Gelbfärbung wie vor 8 Tagen, der Patient hat nie Icterus oder Bluterguss unter die Conjunctiva gehabt.

Am 6. Oktober findet man rechts eine Netzhautablösung nach unten.

S = $^1/_2$ Patient liest J. Nr. 1 in 8″.

Nach 9tägigem Druckverbande reicht die Ablösung bis 1 $^1/_2$ Papillenweite unter den untern Papillenrand.

Patient liest Buchstaben XL auf 20′.

Am 28. Oktober ist nach einem neuen 8tägigen Druckverbande der Status derselbe geblieben.

9) Münch Georg, 52 Jahre alt, aus Düttlenheim, kam am 24. November 1876 zuerst zur Behandlung. Am linken Auge hatte er eine ausgedehnte frische Netzhautablösung, die vor 6 Tagen plötzlich ohne irgend eine nachweisbare Ursache entstand.

Die Spannung des Auges ist hochgradig vermindert. T = — 3. S = Finger 2′.

Es besteht starke Iridodonesis und es sind einzelne feine Glaskörperpacitäten nachzuweisen. Der Patient wurde 4 Tage mit dem Druckverbande behandelt. Am 2. Tage zeigte sich schon eine erhebliche Besserung in der Spannung. Am 3. Tage wurde in der Cornea eine grosse Anzahl grauer

Streifen beobachtet, und deshalb der Druckverband am 4. Tage fortgelassen. Der Patient blieb noch 3 Tage in ruhiger Bettlage. T war vom 3. Tage an = — 1, nach 8 Tagen kaum unter der Norm. Die erste am 10. Tage vollzogene Untersuchung zeigte, dass die Netzhautablösung völlig zurückgegangen war. Es bestand damals, den 4. Dezember, links Myopie 1/8.

Finger wurden auf 12—14′ gezählt, das Gesichtsfeld war nach oben beschränkt.

Rechts: Myopie 1/2½. S = C. J. Nr. 2.

Am 15. Dezember wurde der Patient entlassen, indem sich derselbe Befund konstatiren liess. Am 26. kehrte er wieder zurück mit einem Recidiv der Ablösung und konnte Finger nur auf 5′ sehen und J. Nr. 14 lesen.

Seitdem hat er sich wieder vorgestellt, zählt links Finger auf nur 1′ unsicher, liest J. Nr. 18—16. Sein Gesichtsfeld ist allseitig beschränkt, am stärksten nach unten.

Am rechten Auge ist nichts besonderes zu bemerken.

10) Halm Joseph, 56 Jahre alt, aus Pfastadt bei Mülhausen. Rechts besteht Cataracta nucelaris, diffuse Corticaltrübung. Daneben findet sich eine fast totale Netzhautablösung, die am 16. August plötzlich nach starker Anstrengung entstand. Gesichtsfeld fehlt nach oben und innen. T nicht herabgesetzt.

Finger werden auf ½—1′ unsicher gezählt.

Links eine Cataracta matura mit Verkalkungen. Nicht genügender Lichtschein. Bewegungen der Hand werden geradeaus und nach aussen gesehen, die kleine Lampe wird gar nicht, die mittlere nicht nach oben und innen bemerkt. Verdacht einer Netzhautablösung. Die Reaction der Pupille ist träge. Der Patient wurde am 8. September linkerseits an der Cataract operirt, und nachdem der 10tägige Druckverband keine Besserung der Netzhautablösung ergeben hatte, am 16. Dezember entlassen.

11) Schmidt Xaver, Winzer, 66 Jahre alt, aus Obergheim, kam am 15. Januar 1877 zum ersten Male in die Augenklinik. Am rechten Auge fand sich eine Netzhaut-

ablösung nach oben vor, die vor 18. Tagen plötzlich entstanden war, nachdem Patient vor circa 5 Wochen eine Contusion erlitten hatte, die unmittelbar ohne Folgen blieb.

Das Gesichtsfeld ist nach unten beschränkt, der Kranke sieht central

Finger auf $1\,{}^{1}/_{2}{}'$.

Links besteht Hypermetropie $^{1}/_{48}$.

S = 1. J. Nr. 1 in 8″ gelesen.

Nach 3tägigem Druckverbande sieht Patient

Finger auf 4′ und liesst J. Nr. 14 mit Convex 8.

Am 27. Januar werden rechts

Finger auf 6—7′ gezählt.

Am 3. Februar wird der Kranke mit einer Schutzbrille gebessert entlassen, er sieht am 7.: Finger auf 6′.. Das Gesichtsfeld ist frei. Derselbe Befund lässt sich am 19. konstatiren. Eine objective Veränderung der Netzhautablösung hat in diesem Falle nicht beobachtet werden können.

12) Spehler Louis, 22 Jahre alt, Winzer aus Kientzheim. Er wurde am 22. Januar 1877 zuerst in der Klinik gesehen. Am rechten Auge findet sich eine Netzhautablösung in der untern Hälfte mit Glaskörperopacitäten. Das Gesichtsfeld ist nach oben, innen und aussen beschränkt. Central sieht er Buchstaben CC auf Zimmerlänge und liest J. Nr. 5 in 5″.

Im linken Auge zeigen sich Blutinfiltrationen des Glaskörpers, eine Netzhautablösung ist zweifelhaft.

Finger werden auf 3′ gezählt, das Gesichtsfeld ist nach oben etwas beschränkt. Patient schiebt die Erkrankung auf eine Erkältung, die er sich vor 4 Wochen zugezogen hat. Ausserdem giebt er an, dass er früher stets an Rückenschmerzen und Rheumatismus gelitten habe. Nach 8tägigem Verbande sieht der Patient

Buchstaben LXX auf Stubenlänge und liest J. Nr. 3.

Links sieht er Finger auf 5′.

Am 6. Februar erkennt er rechts

Buchstaben XL auf Stubenlänge, liest J. Nr. 1 mühsam.

Links zählt er Finger auf 5′.

Am 16. Februar wurde rechts ebenfalls
Buchstaben XL gelesen und J. Nr. 2.
Links werden Finger auf 7′ richtig gezählt.

Patient kann sich wieder allein führen, was ihm vorher unmöglich war. Er erhält eine Schutzbrille. Nach den angegebenen Daten hat sich demnach das Sehvermögen von S = $^1/_{10}$ auf S = $^1/_2$ gehoben.

13) Ebermeyer Heinrich, 32 Jahre alt, Schneidermeister aus Wingen, kommt am 12. Februar 1877 zur Behandlung. Er leidet auf dem rechten Auge an einer Netzhautablösung nach unten, die vor circa 3 Monaten ohne nachweisbare Ursache entstanden ist. Die vordere Kammer ist von normaler Tiefe, die Pupille reagirt gut, es ist keine Injektion vorhanden. T = — 1. Das Gesichtsfeld ist nach aussen und unten offen, nach oben und innen stark beschränkt. Beiderseits besteht Emmetropie, der Patient erkennt mit dem rechten Auge Buchstaben L auf Stubenlänge und liesst J. Nr. 1 in 6″.

Nach 8tägigem, gut ertragenem Druckverbande finden sich in der Cornea 3—4 kleine rundliche Trübungen in den mittleren Theilen. Keine Injektion und keine Synechien. Der ophthalmoskopische Befund hat sich wenig verändert, das Gesichtsfeld ist etwas erweitert. Die Sehschärfe ist dieselbe geblieben, die Spannung des Bulbus ist unter der Norm.

Am 23. Februar ist der Befund derselbe, das Gesichtsfeld hat sich jedoch wieder etwas erweitert. Es bestehen keine Glaskörpertrübungen. Patient wurde am 15. März mit demselben Befunde entlassen, indem sein Gesichtsfeld nur noch nach oben innen beschränkt ist.

Der Freundlichkeit des Herrn Prof. Laqueur verdanke ich ferner folgende beiden Fälle aus seiner Privatpraxis:

14) Herr L . . . , Notar, 57 Jahre alt, stellte sich am 31. Oktober 1875 ein. Patient hat beiderseits einen mässigen Grad von Myopie, und litt seit mehreren Jahren auf dem rechten Auge an mouches volantes, doch konnte er seine Arbeiten als Notar ohne Beschwerden verrichten. Vor 5 Tagen setzte er sich einer heftigen Erkältung aus, indem er bei

scharfem Winde mehrere Stunden im offenen Wagen fuhr; er bemerkte am folgenden Tage eine dichte Wolke vor dem rechten Auge. Bei der Untersuchung sieht Patient nur

Finger auf 3′ excentrisch nach aussen. Das Gesichtsfeld ist im Centrum, sowie nach innen, oben und unten völlig aufgehoben.

Links Myopie $^{1}/_{10}$ S = $^{2}/_{5}$. Das Gesichtsfeld ist frei. Die ophthalmoskopische Untersuchung ergiebt eine ausgedehnte Netzhautablösung, welche sich über den ganzen Hintergrund mit Ausnahme der inneren Seite erstreckt und theilweise bis nahe an die Pupille heranragt. Ausserdem konstatirt man in der Peripherie nach unten pigmentirte Choroidealveränderungen, sowie einige flottirende Glaskörpertrübungen. T = — 1. Auch links werden in der Peripherie nach unten Veränderungen der Choroidea gefunden. Es wurde dem Patienten eine Druckverbandbehandlung vorgeschlagen, der er sich nicht sofort unterziehen konnte. Erst 6 Wochen später, am 11. Dezember wurde damit begonnen. Das Sehvermögen zeigte gegen früher eine geringe Besserung (Finger 6′), die Gesichtsfeldbeschränkung ist unverändert. Der Druckverband wurde gut ertragen. Die Untersuchung am 9. Tage ergab Folgendes:

Finger wurden auf 8—9′ gezählt, die Bewegungen der Hand im ganzen Gesichtsfelde wahrgenommen. Ophthalmoskopisch liess sich ein Zurückgehen der Ablösung nach der Peripherie nachweisen. Die Behandlung wurde noch 10 Tage lang fortgesetzt. Am 13. Tage zeigte sich die Pupille etwas verengert, eine mässige Injektion der Conjunctiva und in der Cornea eine Anzahl feiner, grauer, netzförmiger Streifen. Trotz derselben nahm die Besserung des Sehvermögens noch zu.

Finger wurden auf 12′ gezählt und J. Nr. 16 mit
+ 10 mühsam gelesen.

Das Gesichtsfeld war nach innen und oben erheblich beschränkt, jedoch eine gerade Fixation möglich. Die Netzhautablösung ist noch deutlich zu konstatiren. Patient wurde am 18. Tage entlassen, und 3 Monate später war derselbe partielle Erfolg der Behandlung noch in derselben Weise nachweisbar.

15) Frau R . . . , 58 Jahre alt, aus Markirch, litt seit langer Zeit auf beiden Augen an centralen Hornhautflecken, links an excessiver Myopie. Das rechte Auge war weniger kurzsichtig, Myopie $^{2}/_{5}$, und wurde zum Lesen und Arbeiten ausschliesslich gebraucht. Die erste Vorstellung fand am 6. Oktober 1876 statt. 5 Tage früher war auf diesem Auge plötzlich ohne nachweisbare Ursache eine sehr dichte Wolke entstanden, der kurze Zeit ein lebhaftes Funkensehen vorausgegangen war. Die Untersuchung zeigte eine frische, stark flottirende Netzhautablösung des rechten Auges. Nur nach innen lag die Netzhaut an. Die Sehschärfe des Auges ist so sehr herabgesetzt, dass nur ganz excentrisch nach aussen Finger auf 1 $^{1}/_{2}$′ gezählt wurden. Bewegungen der Hand werden weder central, noch nach innen, oben oder unten wahrgenommen. T = — 1. Es wird sofort eine strenge Druckverbandbehandlung vorgenommen, welche gut ertragen wird. Erste Untersuchung nach 10tägiger Behandlung. Man konstatirt eine erhebliche Besserung.

Finger werden auf 4—5′ central mit — 5 sogar auf 6—7′ gesehen. J. Nr. 11 mühsam gelesen.

Bewegungen der Hand werden im ganzen Gesichtsfeld wahrgenommen. Die Behandlung wird bis zum 22. Tage fortgesetzt. Im Verlaufe dieser Zeit wurde eine starke Spannungsverminderung konstatirt, die allmählich auf T = — 1 zurückging. Patientin wird mit einem etwas geringeren Sehvermögen (Finger auf 4—5′) entlassen. Im ophthalmoskopischen Bilde hat sich gegen Anfang wenig verändert. Nach 4 Wochen (23. November) zeigt sich jedoch die Netzhautablösung vorgeschritten.

S = auf 3′ reducirt, das Gesichtsfeld ist stärker beschränkt. Es haben sich hintere Synechien ausgebildet.

Verordnung: Atropin, belladonnisirte Stirnsalbe, Fussbäder. Der Druckverband wird auf's Neue versucht, aber diesmal nicht ertragen. Am 15. Dezember zeigt sich die Ablösung noch eben so stark.

S = Finger auf 1'.

Die hintern Synechien sind zerrissen. Eine weitere Behandlung wird als aussichtslos aufgegeben.

Werfen wir jetzt einen Rückblick auf das Ergebniss der angewandten Therapie, so können wir nicht verkennen, dass zunächst Erfolge erzielt wurden, wenn freilich keine solchen, dass wir dadurch vollständig befriedigt werden könnten. Denn abgesehen von den beiden unter Nr. 5 und 10 berichteten Fällen lässt sich bei allen übrigen eine nach der Behandlung eingetretene gewisse Besserung der Sehschärfe nachweisen. Doch sehen wir, dass bei weitern 4 Patienten der Erfolg nur von kurzer Dauer war, nämlich bei Nr. 1, 2, 9 und 15. Eine geringe Besserung liess sich nachweisen bei Nr. 3, bei welcher die Ablösung bereits ein Jahr bestand, bei Nr. 6, einer Ablösung von unbestimmter Dauer, bei Nr. 7, bei welcher die Ablösung seit 5 Wochen eingetreten war. Schon als erheblicher dürfte die Besserung bei Nr. 8 und 12 gelten, bei Patienten, von denen der eine 32, der andere 22 Jahre zählte, die beide kräftige Personen waren. Bei ihnen stieg die Sehschärfe von $^1/_{10}$ auf $^1/_2$. Verhältnissmässig zufrieden geben dürfen wir uns auch mit dem Resultate von Nr. 4 und 11, zwei frischen Fällen, welche vor der Therapie nur

Finger auf $^1/_2$ und 1', nachher Finger auf 6 und 7' sehen konnten. Nr. 13 erfreut sich nur einer erheblichen Besserung seines Gesichtsfeldes. Sehr bemerkenswerth ist, das im Falle 9 erfolgte gänzliche Zurückgehen einer ausgedehnten Netzhautablösung bei hochgradiger Myopie, allerdings war auch hier die Besserung nur von kurzem Bestande. Die bei Nr. 2, 4 und 6 konstatirte theilweise Wiederanlegung der Netzhaut lieferte kein entsprechendes, günstiges Resultat für die Sehschärfe. Degegen lässt sich bei Nr. 14 ein befriedigender Erfolg verzeichnen, der wohl als dauernd betrachtet werden darf, da er noch 3—4 Monate nach der Behandlung nachweisbar war.

Nach den hieraus gewonnenen Erfahrungen lässt sich die Methode des Druckverbandes, auch wenn sie noch kein abschliessendes Facit ihres eigentlichen Werthes erlaubt, zu weiteren Versuchen in dieser Richtung sehr wohl empfehlen, zumal sie zum Mindesten keiner der bis jetzt gebräuchlichen Methoden im Erfolge irgend wie nachsteht, und was ebenfalls von der grössten Wichtigkeit ist, durchaus nirgends schädlich eingewirkt hat, obwohl in einzelnen Fällen der Verband mit geringer Unterbrechung 10—20 Tage applicirt worden war. Sehr eigenthümlich ist die Wirkung des Druckverbandes bezüglich der Spannung des Auges. In einigen Fällen wurde eine entschiedene Verminderung der Spannung konstatirt, ohne dass dieselbe auf das Sehvermögen einen schädlichen Einfluss zu üben schien, in der Mehrzahl der Fälle dagegen zeigte sich, dass die abnorm weichen Augen sich besser füllten, im Falle 9 wurde innerhalb 4 Tage eine Verbesserung der Spannung von T = — 3 auf über T = — 1 konstatirt. Die Injektion der Gefässe und die Streifen auf der Cornea, die häufig nach anhaltendem 8tägigem Verbande auftreten, gehen ohne weitere Behandlung sogleich wieder zurück, wenn man die Cur nur wenige Tage unterbricht. Verderblich würde der Verband freilich wirken, wenn er nicht exact angelegt wäre, so dass er einen ungleichmässigen Druck auf den Bulbus ausübte. In diesem Falle würde in Folge des localen Reizes schon früh eine Entzündung, ein Conjunctivalcatarrh auftreten mit starker Hyperaemie der Gefässe, mit Hypersecretion und grosser Schmerzhaftigkeit, aus welchem Grunde uns das subjective Gefühl des Patienten stets massgebend dafür ist, ob der Verband regelrecht sitzt. Die Anlegung selbst geschieht in der bekannten Weise, dass zunächst auf die beiden sanft geschlossenen Augenlieder ein Leinwandläppchen zu liegen kommt, welches einestheils das Secret des Auges leicht durchtreten lässt, anderntheils auch verhütet, dass etwa Charpie oder Watte in das Innere des Conjunctivalsackes gelangt und dort einen schädlichen Reiz ausübt. Ueber das Leinwandläppchen bringt man je nach Bedürfniss mehrere Charpiescheibchen, die aus etwa $2^{1}/_{2}$'' langen gezupften Fäden bestehen, welche ganz gleichmässig geordnet sind, so dass die Bäuschchen etwa einen Zoll breit und von geringer Dicke sind. Damit polstert man die ganze Orbitalfläche aus und prüft durch Druck mit der Hand, ob überall vollständiger Abschluss besteht und die Oberfläche glatt, nicht höckerig ist. Auf die Charpie bringt man noch zur Vermeidung etwaiger Unebenheiten ein dünnes Polster von Watte, welches den Orbitalrand etwas überragen soll. Zum Schlusse wird mit einer elastischen Binde von Wolle, die etwa 8 Fuss lang und 3 Finger breit ist, das Ganze befestigt, indem man von den Schläfen des kranken Auges ausgehend zunächst eine Zirkeltour über die Stirne legt, dann von der gesunden Seite zum Nacken geht und nun in Achtertouren, die sich immer halb decken, das kranke Auge von unten nach oben etwas fester, das gesunde Auge von oben nach unten etwas lockerer abschliesst, so dass der Kranke es gut ertragen kann. Der Verband muss während der Zeit, die er liegen soll, jeden Tag erneuert werden. Dies soll mit einiger Vorsicht geschehen. Diese ist geboten in Folge der Erscheinungen, die nach Druck auf die Aussenfläche im Innern vor sich gehen. Denn nach den Angaben von Schweigger (Arch. f. Ophthalm. VI. 2. pag. 324) und Haffmans (Das Wesen des Glaucoms, Arch. f. Ophthalm. VIII. 2. pag. 159) wird mit der grössten Leichtigkeit aus dem Glaskörper Flüssigkeit resorbirt, wenn beim normalen Auge auch nur eine mässige Drucksteigerung hervorgebracht wird, die längere Zeit hindurch einwirkt. Für gewöhnlich ist die Spannung, die der Glaskörper erleidet, geringer als der seitliche Druck in den Arterien oder auch in den Venen, da diese sonst plattgedrückt werden müssten, und die Blutbewegung nur unter Pulsation der Gefässe, deren Druck auf einmal stark zunehmen müsste, möglich sein könnte. Dass dagegen die Gefässe, welche unter einem höheren Drucke stehen, als der Glaskörper, sich nicht übermässig ausdehnen können, ist eine Folge der Elasticität ihrer Wandungen, welche einen Theil des seitlichen Druckes selbst tragen und nur den Rest auf den Glaskörper fortpflanzen. Und je stärker sie ausgedehnt werden, desto grösser ist die Differenz zwischen dem Seitendrucke auf ihre Wandungen und dem Drucke, unter welchem der Glaskörper steht. Diese Differenzen in der Spannung der Flüssigkeiten gleichen sich sehr rasch aus. Wenn die Spannung im Glaskörper die des Blutdrucks etwas übersteigt, so erfolgt sofort eine Absorption von Glaskörper, hört dagegen diese Spannung wieder auf, so findet durch das Wachsen des Seitendruckes in den Arterien, während der Druck im Glaskörper sinkt, durch eine sofortige Secretion von Flüssigkeit in dem Glaskörper eine rasche Wiederherstellung des Gleichgewichtes der Spannung statt. Man sieht beim Nachlassen des Druckes, und kann das Phaenomen sehr deutlich beim albinotischen Kaninchen studiren, wie plötzlich eine starke Anschwellung der Venen und eine geringere der Arterien eintritt, die bald abnimmt, und nach 1 Minute, wenn das physikalische Gleichgewicht wieder hergestellt ist, nicht mehr bemerkt wird. Es wäre demnach denkbar, dass bei rascher Unterbrechung des Druckverbandes die Gefässe, welche der Stütze von Seiten des drückenden Glaskörpers entbehren, wenn ihre Membranen selbst mit afficirt sind, leicht bersten und bluten dürften. Es ist zwar nicht anzunehmen, dass diese immer bei Netzhautablösung schon primär erkrankt sind, aber es kann auch nicht bezweifelt werden, dass sie später meist secundär ergriffen werden.

Die Ursache der Erkrankung, die auch in den oben beschriebenen Fällen nicht eruirt werden konnte, obschon man sah, dass in der Mehrzahl der Fälle Myopen ergriffen wurden, liegt, wie E. Raehlmann in Graefe's Archiv für Ophthalm 1876, pag. 333 ff. nachgewiesen hat, darin, dass erstens immer der Glaskörper krankhaft verändert ist, wenn eine Netzhautablösung besteht und dass diese Erkrankung der Ablösung vorhergeht, ein Vorgang, der sich auch meistens durch Trübung des corpus vitreum documentirt. Da aber häufig bei Operationen eine erhebliche Menge von Glaskörperflüssigkeit aus dem Auge austritt, ohne dass eine Ablösung der Netzhaut erfolgt, so müsse zu der Veränderung des Glaskörpers noch ein zweites Moment hinzukommen. Auf Grund seiner Beobachtungen und Versuche an Kaninchen, denen eine Salzlösung in den Glaskörper injicirt wurde, fand er als zweites Erforderniss, dass eine Verminderung der Diffusionsfähigkeit zwischen der wässrigen Lösung der Glaskörpersalze und der in den Cloroidealcapillaren strömenden Blutflüssigkeit, die durch die krankhafte Veränderung des Glaskörpers bedingt werde, gegeben sei. Der Glaskörper, welcher keine eigenen Gefässe enthält, wird durch Endos mose aus den Choroidealgefässen ernährt. Der Diffussionstrom, der die Ernährung vermittelt, geht durch eine thierische Membrane, die Retina. Sie ist nicht für jedes Material gleich durchgängig, sie hält insbesondere den Diffussionsstrom der Eiweisskörper auf, lässt grosse Moleküle sehr schwer durchpassiren, es muss zu stärkerer Ansammlung kommen im gegebenen Falle, wobei das Exsudat hinter der Netzhaut diese mechanisch abhebt. In dem Exsudate findet sich auch stets ein starker Procentsatz von Eiweiss. Mit der wachsenden Concentration der Salzlösung nimmt der Diffussionsstrom des Eiweisses rasch zu, das, je mehr es gelöst ist, eine um so grössere endosmotische Verwandtschaft zur Salzlösung zeigt. Wenn aber auch sicher nachgewiesen ist, dass die Bildung von Salzen im Glaskörper Ursache einer Netzhautablösung sein kann, und E. Rachlmann hat in einzelnen Fällen durch eine Injection von Salzlösung eine Netzhautablösung eintreten sehen, so behauptet er keineswegs, dass dies die einzige Ursache sein müsste, vielmehr könnten auch andere pathologische Producte, welche das nämliche Diffussionsvermögen zum Eiweisse haben, wie eine Salzlösung, dieselben Wirkungen hervorbringen. Doch sei es nicht nöthig, dass sich entweder Salzlösungen oder auch andere pathologische Producte der besprochenen Art, die noch näher untersucht werden müssen, im Glaskörper bilden, da auch Glaskörpertrübungen ohne Netzhautablösung existiren. Diese Theorie hat zunächst den Vortheil, dass sie uns so ziemlich alle Netzhautablösungen, auch die bei bestehendem Glaucom, erklären kann, was bis jetzt sehr schwierig war. Ob die myopischen Augen in anatomischer oder physiologischer Hinsicht zur Bildung solcher anomalen Stoffe besonders disponirt sind, das zu demonstriren muss späteren Untersuchungen vorbehalten bleiben. Für uns ist es von Wichtigkeit, dass die Aufstellung der neuen Theorie keineswegs eine Contraindication gegen die Anwendung der Methode des permanenten Druckverbandes bei Netzhautablösung abgeben kann.

Die Wirkung des Verbandes beruht nämlich zunächst darauf, dass das Auge vollständig zur Ruhe und Fixation gebracht wird, dass also auch die Retina weder ihre Stellung verändern noch flottiren kann, demnach eine mechanische Störung oder Vergrösserung der Abhebung nicht stattfindet. Ebenso wird durch die ruhige Rückenlage dafür gesorgt, dass auch durch Bewegungen des übrigen Körpers eine Erschütterung des Augenhintergrundes ausgeschlossen bleibt, was bei einer einfachen Medication sich nicht leicht durchführen lässt. Es darf auch angenommen werden, dass die Trübungen und Flocken des Glaskörpers, die ein schwereres specifisches Gewicht haben, als die Flüssigkeit selbst, sich während der Ruhe zu Boden senken und bei längerem Liegenbleiben dort festgehalten werden, wodurch das Sehvermögen sich bessern müsste. Ferner werden keine Anforderungen an die Sehschärfe gestellt, es findet keine Anstrengung der Accomodation statt, was jedenfalls nur günstig sein kann. Wie Pflüger (in seinem Archiv für Physiologie XI. Jahrgang 1875 pag. 263 ff.) nachgewiesen hat, ist der Stoffwechsel im ganzen Körper und demnach auch ganz besonders im Auge selbst, wenn dieses im Dunkeln ist, bedeutend verändert. Die Aussenwelt, resp. die sensible Nervensphäre übt eine gewaltige Wirkung auf die Oxydationsprocesse in dem thierischen Körper aus. Pott findet gleich andern Beobachtern, dass im Dunkeln weniger Kohlensäure ausgeschieden wird, als im Hellen. Je grösser die Lichtstärke ist, desto mehr Kohlensäure wird ausgehaucht. Aus der Gesammtzahl der mitgetheilten Versuche geht hervor, dass unter dem Einflusse des Lichtes durch die Erregung der Retina Kohlensäureausscheidung und Sauerstoffaufnahme also der Gas- und Stoffwechsel, eine Steigerung erfahren. Die Sauerstoffwerthe für Hell und Dunkel verhalten sich wie 114 : 100. Nach diesen Untersuchungen steht zu erwarten, dass nicht nur das Aufhören des fortwährenden Lichtreizes, sondern auch die Veränderung im Stoffwechsel selbst von günstigem Erfolge auf den Krankheitsprocess sein werde, indem durch die verhältnissmässige Ruhe auch die pathologischen Processe zum Verschwinden gebracht werden dürften. Und als Moment von nicht geringerer Bedeutung möchte drittens hinzukommen, dass durch den Druck auf den Glaskörper, der sich doch auch dem subretinalen Exsudate gleichmässig mittheilt, eine Resorption desselben zu erwarten steht, da in diesem Falle das seröse Fluidum, welches unmittelbar mit den Choriocapillaren in Berührung steht, zuerst durch Absorptions- und Diffussionsvorgänge zum Schwunde gebracht wird, so dass die abgelöste Netzhautpartie wieder in ihre frühere Lage zurückkehren kann.

Aus allen diesen Gründen liesse sich vielleicht der practische Erfolg der Druckverbandbehandlung theoretisch erklären.

Nach diesen Auseinandersetzungen und den gewonnenen Erfahrungen kommen wir nun zu dem Resultate, dass der Druckverband bei Netzhautablösungen, obschon er kein souveränes Mittel ist, obschon er uns bei einer Anzahl von Patienten im Stiche lässt, obschon er bei einer anderen keine dauernden Erfolge aufzuweisen vermag, dennoch mit Rücksicht darauf, dass er, was die Besserung des Leidens betrifft, nicht nur keiner der übrigen erprobten Methoden nachsteht, sondern mit einer grossen Regelmässigkeit Erfolge erzielt, von den einzelne als Erfolge von längerer Dauer ansgesehen werden können, einen Fortschritt in der Therapie der Netzhautablösung darstellt. Wichtiger vielleicht noch, als die temporären Verbesserungen der Sehschärfe, sind die in einer Quote von Fällen nachweisbaren Verkleinerungen der Ablösung, so bei dem Falle mit Staph post Nr. 4, indem die Grenzen derselben sich nachweislich von der Papille nach der Peripherie zurückzogen. Auch der Umstand, dass diese Art der Behandlung ein durchaus ungefährliches, unschädliches Mittel ist, kann die Methode nur empfehlen und zu weiteren Versuchen bei dieser Krankheit einladen, indem zu erwarten steht, dass bei frischen Erkrankungen, die leider seltener zur Beobachtung kommen, das Resultat ein noch günstigeres sein werde.

Zum Schlusse sei mir noch gestattet, meinem verehrten Lehrer, dem Herrn Professor Dr. Laqueur, sowie dem Herrn Privatdocenten Dr. Raehlmann für die freundliche Unterstützung, die sie mir während der Arbeit zu Theil werden liessen, meinen verbindlichsten Dank auszusprechen.

Papier | Fördert gute Waldnutzung
FSC® C083411

Zeitfracht Medien GmbH
Ferdinand-Jühlke-Straße 7
99095 Erfurt, Deutschland
produktsicherheit@kolibri360.de